Embarazo Vegano 101

Manual de embarazo para madres y padres veganos primerizos

Project Vegan

Table of Contents

Introducción

Si conoce los increíbles resultados que puede producir el veganismo, siga el estilo de vida usted mismo, o tal vez vea los cambios positivos en uno de sus amigos. Probablemente no puede esperar para compartir los beneficios del veganismo con su bebé. ¡Bien, está de suerte! El veganismo es tan saludable para los bebés como lo es para los adultos. De hecho, la Academia de Nutrición y Dietética ha considerado que una dieta basada en plantas es saludable a cualquier edad, incluso, durante la infancia. Aunque, al igual que cuando destete a su bebé con cualquier otra dieta, tendrá que ser muy estricto con lo que le da de comer para asegurarse de que tenga una salud perfecta.

Debe tener cuidado de no excluir los nutrientes que solo se encuentran en ciertos alimentos, en particular, debe tratar de incorporar alimentos con vitamina D, calcio y vitamina B12, ya que estos nutrientes se encuentran principalmente en alimentos de origen animal. Al igual que con cualquier dieta, tomará paciencia y requerirá de prueba y error para perfeccionar. El objetivo de este libro es servir de guía para usted a medida que comienza su viaje en una sociedad donde la información sobre embarazos veganos todavía no está disponible.

Rompiendo mitos de crianza vegana

Aquí están los conceptos erróneos más comunes sobre una dieta vegana para niños pequeños. Recuerde que deberá ajustar las horas extraordinarias y que las necesidades dietéticas de cada bebé son únicas, así que asegúrese de educarse lo más posible sobre lo que funcionará mejor para su pequeño.

Mito 1: Tu cuerpo necesita leche y productos lácteos para formar huesos fuertes.

Es un hecho que la leche contiene calcio, sin embargo, la razón de esto es porque una dieta de vacas consiste en maíz y soja que está fortificada con calcio. Como vegetariano puede obtener calcio directamente de la fuente, simplemente al comer alimentos a base de plantas que son ricos en calcio (como verduras de hojas oscuras o alimentos a base de soja); como resultado, también evitará las grasas excesivamente malas, así como el colesterol, antibióticos y hormonas incluidas en los productos lácteos. Tome nota también de que la vitamina D ayuda a su cuerpo a descomponer el calcio, por lo que debe ser diligente para asegurarse de que su bebé tenga alrededor de 10 minutos de sol al día. En días nublados puede tomar una vitamina D multivitamínica.

Mito 2: Los niños necesitan carne, pescado o aves para desarrollar músculos fuertes. "¿De dónde sacas tu proteína?" Es probablemente una de las preguntas más repetitivas y molestas que las personas hacen diariamente a los veganos. Pero tenga en cuenta, que por muy irritante que esto pueda ser, la pregunta merece una respuesta cohesiva y atención, ya que la información errónea sobre temas como éste ha llevado a muchas personas a una dieta vegana. Los requisitos de proteína variarán en función del peso y de la edad de sus pequeños; pero no se preocupe demasiado, siempre y cuando incluya alimentos ricos en proteínas como frijoles, tofu, lentejas, nueces y guisantes en la mayoría de las comidas, su hijo será ¡Tan saludable como pueda ser!

Mito 3: Las dietas veganas son peligrosas para los niños, porque satisfacer sus necesidades nutricionales a diario es poco realista. Será difícil encontrar un médico que pueda respaldar tales afirmaciones sobre una dieta vegana utilizando evidencia real. De hecho, la Academia de Nutrición y Dietética ha descubierto que seguir una dieta vegana bien planificada junto con la suplementación adecuada es muy segura y beneficiosa para la salud de los bebés. Esta es una de las principales autoridades de nutrición en el mundo, ¿cómo es eso suficiente para un sello de aprobación? Entonces, ¿cómo ponemos un plan en su lugar? Después de todo, es fácil sentirse abrumado al contar macro proteínas o gramos de calcio, así como también hacer un seguimiento de las calorías para cada etapa del desarrollo de su bebé. Lo mejor es ir paso a paso e intentar ajustar según sea necesario al principio.

¿Cómo debes alimentar a un bebé con una dieta vegana? La primera forma de comida que un bebé debería tener es leche materna. Algunos de los beneficios de alimentar a los bebés con bestias incluyen mejorar el sistema inmune, así como también reducir el riesgo de alergias e infecciones. Además, la leche materna contiene compuestos esenciales que los lactantes necesitan para desarrollarse, que no se pueden encontrar en ningún otro lugar, incluidas las fórmulas para lactantes. Si decide amamantar, asegúrese de obtener una cantidad suficiente de B12, ya que es esencial para la salud de su bebé durante la lactancia. ¿Qué alimentos debes comer mientras amamantas? Preste mucha atención a consumir una cantidad suficiente de calorías y proteínas al amamantar a su bebé cada día. Los alimentos vegetales son tan calóricamente diluidos, que debes estar seguro de que no solo estás comiendo hasta que estés saciado, sino también satisfaciendo tus necesidades calóricas como madre lactante. Recuerde que está comiendo para dos, después de todo.

¿Qué nutrientes son más importantes para los bebés veganos?

Proteína: la proteína es el principal compuesto que ayuda al crecimiento, por lo que es de significativa importancia para su hijo durante su mayor tiempo de crecimiento, que son los primeros dos años. Sin embargo, debe tomarse en cantidades muy moderadas, idealmente a través de la leche materna. La proteína en la leche materna está contenida en solo el 5% de las calorías; este bajo nivel de proteína no se encuentra en fuentes vegetales no refinadas tales como vegetales y almidones, ya que estos alimentos tienen niveles de proteína mucho mayores. Es imprescindible hacer que el pecho sea una fuente irremplazable de nutrición para los bebés.

Hierro: los alimentos enriquecidos con hierro, como los cereales de arroz, son un excelente primer alimento para los bebés una vez que han terminado de amamantar. Aparte de eso, puedes hacer tus propias fórmulas desde cero al preparar puré de alimentos como calabaza, ñame, guisantes, zanahorias, frijoles bien cocidos, granos integrales y tofu. La mayoría de las frutas y verduras crudas también son excelentes comidas de presentación. Y si su niño tiene menos de 12 meses de edad, las frutas y verduras en puré son especialmente una buena opción.

Fibra: los alimentos ricos en fibra son muy saciantes y hacen que los niños se sientan llenos antes de obtener su ingesta calórica diaria recomendada con vegetales y almidones sin refinar. Estos alimentos tienen niveles de proteína mucho más altos; por ejemplo, el contenido de proteína en la batata es del 6%, el del frijol en un 28% y el arroz en un 4%, respectivamente.

Omega 3: durante la infancia, el cerebro es una de las partes del cuerpo que más rápido crece. Las plantas son la única fuente de alimentos que pueden sintetizar grasas esenciales básicas del cerebro (omega 3 y 6.) Una idea errónea común es que los animales son los únicos que pueden alargar los componentes básicos y convertirlos en grasas (como DHA y EPA); sin embargo, los bebés también son eficientes en hacer lo mismo, y no se necesita ninguna fuente de grasas derivadas de animales para ayudar.

¿Qué alimentos les gustan a los bebés?

¡Cada padre tiene historias de terror de sus pequeños que se divierten a costa suya redecorando la pared, el techo, el piso, o incluso, usted y su ropa! De hecho, puede ser difícil predecir lo que le gustará a su pequeño, aunque lo haya favorecido una vez en el pasado. Solo sea paciente y las cosas saldrán bien, esto es solo parte del aprendizaje cuando se cría un hijo y perseverará al final. Aquí hay algunos consejos que alentarán a su bebé a comer una variedad de alimentos y nutrientes para no ser exigente con lo que está en el plato.

Usa el tiempo para tu ventaja

Un buen momento para probar nuevos alimentos es cuando su bebé está más hambriento; la mayoría del tiempo es el primer plato del día, justo a la mañana. Intente aprovechar este momento para agregar los alimentos más variados y nutritivos que su bebé podría rechazar.

Agregue un toque de dulzura

Los humanos tienen un gusto arraigado por la dulzura (de ahí que tengamos un "diente dulce") que puede saciarse mezclando algunas frutas dulces o una batata en alimentos no dulces como vegetales verdes y almidones. Pero manténgase alejado de los azúcares procesados, ya que la primera comida de sus bebés tiene el potencial de influir en sus preferencias futuras, incluso en la adultez. Como regla general, es mejor mantenerse alejados de los azúcares procesados, especialmente los alimentos para bebés empaquetados abiertamente como jugos preenvasadas o purés.

No te rindas

Si su bebé simplemente no cede a ciertos alimentos, está totalmente bien. Reserve ese alimento en particular para cuando su niño esté listo en el momento de probar diferentes alimentos nuevos, una vez que haya tenido suficiente de la misma rutina anterior. No se castigue a sí mismo por alimentar a su niño con la comida más saludable posible. Mantenga la experiencia divertida y relajada, y mientras su bebé se adhiera a una variedad de alimentos integrales, ¡su bebé estará perfectamente sano y no tendrá nada de qué preocuparse!

Lactancia vegana

Siempre recuerda hidratarte y alimentarte. Las madres tienden a olvidarse de cuidar de sí mismas cuando están demasiado emocionadas y ocupadas con sus pequeños. Cuando tenga que darle leche materna al bebé, deberá agregar aproximadamente 1.000 calorías adicionales a su dieta diaria. Vale decir que una dieta de impacto no será ideal para usted. Para proporcionar lo suficiente a su niño pequeño, debe seguir una dieta sensata y bien balanceada para amamantar y mantenerse hidratada con mucha agua.

Signos de que todo está bien

Su bebé se alimenta al menos cada 2-3 horas, o un total de al menos 8 veces al día durante las primeras 2 o 3 semanas.

Con esta frecuencia de alimentación, él/ella también debe producir al menos tres (03) deposiciones por día, que se aclararán en color a amarillo-mostaza en el quinto día después de su nacimiento.

Su niño también debería estar ganando alrededor de una onza al día en peso a partir del quinto día después de nacer y durante los primeros tres (03) meses restantes.

Los bebés generalmente mojan de 7 a 8 pañales de tela por día, o de 5 a 6 desechables. Es difícil saber cuándo los pañales desechables están mojados ya que son más absorbentes. Entonces, si no está seguro, puede quitárselo y comparar su peso con un pañal desechable sin usar.

Nota: los pañales mojados por sí solos no son suficientes para saber si un bebé está deshidratado. Incluso, con la falta de leche, todavía mojarán un pañal. Las mejores formas de controlar, aún son observar la producción de heces y qué tan bien está ganando peso su bebé. Si parecen orinar menos, no hace daño controlar otros síntomas o consultar con el pediatra de su pequeño.

Ropa de enfermería

Necesita sentirse cómoda mientras amamanta. El estrés y la incomodidad no ayudan con su suministro de leche. Un guardarropa de enfermería no es bueno sin un buen sostén o un tanque de lactancia. Puede optar por usar un sostén regular que puede voltearse o separarse, pero esto tiende a aflojarlos y le hará perder soporte más rápido. Los sujetadores y tanques de enfermería brindan un mejor soporte y conveniencia ya que tienen broches, broches o ganchos especiales que permiten que una sección de la tela se pliegue sin cambiar la estructura de soporte del sujetador.

Enfermería en camino

¡No te avergüences de amamantar en público! Tienes derecho a hacerlo y todas las madres que amamantan a sus bebés deben estar muy orgullosas de sí mismas. Si prefiere algo de privacidad mientras amamanta a su bebé en público, una cobertura de enfermería será muy útil. Mantiene a ambos, a usted y su bebé cómodos, ya que le da suficiente privacidad, mientras oculta a su pequeño de las distracciones visuales mientras lo alimenta.

Mantenerse saludable y disminuir las complicaciones durante el embarazo

Hay madres que son "de alto riesgo" cuando están embarazadas, pero no todas lo son. Por lo tanto, esto no debería intimidarte porque puede significar que solo necesitarás que te vigilen de cerca, pero no, que tengas problemas. Sin embargo, hay madres que experimentan varias complicaciones durante el embarazo. Algunas tienen diabetes, que puede aumentar durante este período, mientras que otras tienen trabajo de parto antes de tiempo, lo que lleva a un nacimiento prematuro, y otros casos, presentan condiciones de salud preexistentes.

Manteniéndose saludable y disminuyendo las complicaciones durante el embarazo

Hay madres que son "de alto riesgo" cuando portan un hijo, pero no todas lo son. Por lo tanto, esto no debería intimidarte porque puede significar que solo necesitarás que te vigilen de cerca, pero no que tendras problemas. Sin embargo, hay madres que sufren varias complicaciones durante el embarazo. Algunos tienen diabetes, que puede aumentar durante el embarazo, mientras que otros tienen trabajo de parto prematuro, lo que lleva a un nacimiento prematuro en embarazos anteriores, y otros tienen condiciones de salud preexistentes.

Algunas de las complicaciones que surgen del embarazo y el parto de un bebé incluyen:

Enfermedad de la mañana

Las náuseas matutinas pueden convertirse en embarazos intensos. Aunque se les llama náuseas matutinas, pueden ocurrir en cualquier momento, con o sin vómitos; pero generalmente el malestar es peor por la mañana. Las náuseas y los vómitos, especialmente a primera hora de la mañana, también son comunes en algunas mujeres embarazadas. Por lo general, estos síntomas de náuseas matutinas desaparecen en el segundo trimestre.

Preeclampsia

La preeclampsia es la hipertensión inducida por el embarazo. La PIH es más común entre las madres de niños solos que entre las madres de gemelos, pudiendo ser leve o grave. Se detectará cuando se mide la presión arterial alta o cuando hay exceso de proteína en la orina. Debe consultar a un profesional de la salud si nota hinchazón en su cara, manos o pies para que pueda tratarse tempranamente. Si no se trata la preeclampsia, podría haber un mayor riesgo de parto prematuro.

Labor prematura

Cuando el parto ocurre antes de las 37 semanas, se conoce como parto prematuro. Discuta con su médico cualquier señal y medida de prevención del trabajo de parto prematuro. Si puede reconocer temprano los signos de trabajo de parto prematuro, puede prevenirse fácilmente.

La prevención del trabajo de parto prematuro incluye las siguientes recomendaciones:

• Duerma lo suficiente y descanse, ponga los pies en la cama o en el sofá; si es posible, tome siestas durante el día.

• Duerma de costado, especialmente del lado izquierdo para aliviar la presión sobre el útero y aumentar el flujo sanguíneo.

• Asista a una clínica prenatal para que su médico supervise su embarazo.

• Siempre escuche su lenguaje corporal y llame a su médico si nota algo extraño. La detección temprana es la mejor solución para el tratamiento exitoso del trabajo de parto prematuro. Una vez que se ha diagnosticado el parto prematuro, se le administrarán medicamentos para detener o retrasar el trabajo de parto, antibióticos para cualquier infección; y el reposo, total o parcial, también puede ayudar. En los peores casos, es posible que sea admitido en el hospital para recibir tratamiento por parto inducido o cesárea.

Parto prematuro

Cuando los bebés nacen antes de las 37 semanas se le conoce parto prematuro, pero con el adecuado cuidado, crecerán igual de bien que cualquier otro bebé. Informe cualquier preocupación que tenga a su médico. El médico puede inducir el parto o realizar una cesárea si hay complicaciones para que usted y sus bebés estén seguros.

Debe asistir a todas las citas prenatales para que el médico pueda detectar cualquier problema temprano. Discuta cualquier complicación con el médico, como hinchazón, manchado y dolor para que pueda obtener asesoramiento y tratamiento preventivo.

Ir a casa: Los primeros días y semanas

Entonces, ¿cómo lo haces a través de este período de transición difícil? Es importante para usted y su pareja tener su propio espacio y tiempo a solas, al menos una vez al día o dos veces al mes, al principio; y luego, dedicar más tiempo el uno al otro a medida que su niño crece y tiene menos dependencias.

Los primeros meses: Darle a su bebé la mejor educación

La maternidad es emocionante, y muchas mujeres no pueden dejar de imaginar vestir a sus pequeños con ropa bonita y extravagante, tomarse fotos con ellos y tener un montón de tiempo de vinculación. Lo que a menudo olvidan es todo el esfuerzo, el tiempo, la energía, el dinero y los cambios en el estilo de vida que implican dar la bienvenida a los niños a su vida. El estrés puede ser realmente agitado y probablemente te encuentres gritando a tu pareja ya que no puedes con tu bebé, para liberar el estrés. Este comportamiento es normal y debe hacer un esfuerzo para explicarle a su marido la dificultad de la situación para que lo entienda. Desafortunadamente, por esta razón y más, las relaciones matrimoniales suelen tener un impacto cuando nacen los niños. Sin embargo, no temas, un niño valdrá la pena superar las tribulaciones.

Es toda una realidad que tener un hijo puede poner una gran tensión en una relación, especialmente si no estás preparado en este viaje hacia la paternidad. Otra razón por la que muchos matrimonios experimentan una gran cantidad de estrés en el primer año de tener un hijo. ¿Los bebés demandan mucha energía y tiempo? Por lo tanto, mantener a su bebé en un horario es muy importante. Crecer con un hábito de crianza orientado a la rutina es aconsejable para que pueda sobrellevarlo más fácilmente. Establecer un cronograma escalonado para cuidar a su bebé, asegurándose de que tenga toda su atención para alimentarse, jugar y prepararse para la hora de la siesta, y poder descansar tanto como sea humanamente posible todos los días, es fundamental para usted. Sea capaz de hacer frente a estas demandas.

Ajustándose a nuevos patrones

Cada bebé es diferente y tiene sus propios patrones de sueño. Para sobrellevar la noche y su horario, es ideal tener a su bebé en la cama a la misma hora todas las noches. Esto pronto configurará el reloj corporal de su bebé para cambiarlo, alimentarlo y dormir a tiempo.

Forme y siga una rutina para acostarse. Los bebés desarrollan hábitos a través de la consistencia, por lo tanto, desarrolle una rutina a la hora de acostarse que se adapte mejor a usted y a su bebé. El baño, los libros o la música, de la cama, parece ser la rutina estándar del diagrama de flujo que funciona mejor. Haga que este tiempo sea divertido y libre de estrés, y será un gran momento de unión entre usted y su niño pequeño.

A la hora de acostarse, también querrá acostar a su bebé en la cama con sueño, pero aún despierto. No quiere que desarrolle muletas para dormir. Puede parecer dulce e inofensivo sacudir o alimentar a su bebé para que duerma, pero si él/ella se acostumbra demasiado a ello, lo necesitarán cada vez que se despierten, incluso en la mitad de la noche. El objetivo de esto es entrenar a su niño para que actúe sobre su somnolencia y duerma solo.

Hacer frente a los patrones de sueño roto

Enfrentémoslo, todos se ponen de mal humor sin dormir lo suficiente y esto será inevitable durante los primeros meses con su bebé. Pero hay formas para que puedas sobrellevarlo mejor. Tome siestas rápidas de 15 minutos cuando empiece a sentirse cansado durante el día. No son largas, pero harán una gran diferencia con su capacidad y energía, y también evitarán que se duerma accidentalmente. Simplemente mantenga a su bebé en un lugar seguro y llame la atención, y asegúrese de configurar una alarma para que no se quede dormido.

Recuerde que al criar un bebé, usted y su pareja están trabajando, por lo que la carga del sueño interrumpido en las noches se debe compartir tanto como sea posible. Si es necesario, encuentre una forma para que ambos descansen y recuperen algo de tiempo pidiéndole ayuda a un pariente, o incluso, a una "niñera nocturna" que estará disponible para trabajar un turno de noche para cuidar al pequeño mientras usted y su cónyuge se ponen al día en un sueño muy necesario.

Por ejemplo, uno de los padres puede dormir y cubrir el cuidado del bebé desde las 7 p.m. hasta la 1 a.m., mientras el otro duerme; luego, el otro cambio para dará en el siguiente turno de 1 a.m. a 7 a.m., mientras que el otro se turna para dormir. De esta forma, a ambos padres se les garantiza al menos una cantidad fija de sueño y la oportunidad de recuperarse.

Usando su presupuesto sabiamente para tu bebé

Configurar y decorar una canastilla y una guardería para un bebé puede ser divertido y frustrante. Entonces, cuando vaya a comprar la sala de recién nacidos, piense a largo plazo, querrá comprar accesorios de calidad y muebles que puedan crecer con sus hijos.

Cuando compre una silla para el automóvil, no vaya a buscarla de segunda mano. Hay fechas de vencimiento para los asientos del automóvil, que aparecen impresas en la parte inferior del asiento. Por lo general, la caducidad es 3-5 años después de su fabricación.

Tampoco podrá saber si esta silla de automóvil ha sufrido un accidente, si la compra de segunda mano. Safety1st.com es una tienda recomendada cuando se compran asientos de automóvil, ya que tienen sillas muy asequibles con una amplia gama para elegir. Puede parecer divertido colocar accesorios adicionales en el asiento del automóvil de su bebé como un paragolpes en la cabeza u otros accesorios, pero estos artículos "después del mercado" anulan la garantía del asiento para el automóvil. Por lo tanto, es mejor usar solo las cosas que vinieron con el asiento del automóvil cuando lo compró.

Un cambiador no es una necesidad. Cambiar la ropa y los pañales de sus bebés en el piso, la cama, el sofá y otros lugares, ofrece la misma comodidad que una mesa para cambiar pañales. Un cambiador no ofrece ninguna ventaja adicional. Si estás seguro de que realmente quieres una configuración como esa, puedes encontrar tocadores que tengan un cambiador integrado en la parte superior.

Como madre inteligente, querrás comprar cosas que tengan múltiples usos. Los artículos tienden a ser obsoletos antes, si solo tienen un uso. En lugar de un cubo de pañales, simplemente compre un cubo de plástico o un bote de basura que se cierre completamente. Luego, cuando haya terminado de usar pañales sucios, puede limpiarlo y reutilizarlo para otras cosas, como un cesto de basura o una canasta de juguetes. El objetivo es comprar cosas que puedas usar más tarde para otras cosas.

Trate de evitar ser impulsivo al comprar "cosas", especialmente durante las primeras 2-4 semanas; su atención y su tiempo se centrarán más en alimentarse, dormir, cambiar pañales y calmar el llanto. No habrá mucho uso para los juguetes todavía durante este tiempo. Te sorprenderá la cantidad de lencería que ensucia tu pequeño en un solo día, desde baberos, mantas y ropa.

Asigne algunas pequeñas zonas en su hogar para usted y su bebé. Incluya una zona de alimentación con refrigerios y actividades para usted, una zona de siesta o descanso donde puede robar un tiempo para descansar pero tener al bebé en rango de audición, una zona de actividad neutral donde puede completar algunas tareas mientras sigue pasando tiempo con su niño pequeño.

Lo que absolutamente necesitas

Quédate con cosas baratas pero inteligentes. No se deje tentar por las cosas etiquetadas como "necesarias" en Babies R Us. Más que todo eso, su hijo necesitará leche materna, seguridad, comodidad, calor y pañales limpios.

Colocando la ropa de canastilla

Si su situación requiere del lavado de la ropa con regularidad, y usted no está consintiendo las tareas manuales, aquí hay una lista básica de productos que debe comprar para su bebé.

5 a 6 pijamas de una pieza

2 a 3 suéteres de tela suave

1 a 2 juegos de botas para bebé

3 a 5 mantas

Una docena de pañales de cualquier variación

5 a 6 baberos

2 a 3 hojas de cuna

1 colchón de cuna

1 hoja para cubrir la almohadilla cambiante

5 a 6 calcetines

2 a 3 gorros calientes

Termómetros para bebés

Los termómetros especiales para bebés no son una necesidad, solo se trata de una necesidad de marketing. Incluso, los pediatras usan y dicen que los termómetros digitales regulares (los mismos que usa como adulto) funcionarán igual de bien para los bebés.

La bolsa de pañales

Una bolsa específica solo para pañales para bebés no es una necesidad. Esa y cualquier bolsa solo para toallitas u otras necesidades, sobre la marcha se pueden organizar fácilmente en una mochila común, y es otra cosa con la que puede ser inteligente con su presupuesto.

Un sujetador de bombeo manos libres

Este es un ahorro instantáneo de $40 si puede ser creativo con un sujetador deportivo viejo. Puedes cortar dos agujeros en él, ¡y ahí lo tienes! Un sostén de bombeo fácil de usar y de manos libres.

Calentador de botellas

Puede usar un lavabo o una taza grande y llenarlo con agua y colocar las botellas allí durante unos minutos.

Guantes de bebé

Los calcetines para bebés funcionarán igual de bien si no quieres que tu bebé se rasque.

No se sienta avergonzado de pedir ayuda, su familia y amigos tienen niños en crecimiento y probablemente estén ansiosos por regalar cosas viejas.

Consejos de salida y esenciales para tener al salir de casa

¿Salir a una aventura al aire libre? Descubrirá que viajar con su bebé será una aventura en sí misma. Desde prepararse para el viaje hasta salir con el pequeño.

Tendrás que considerar mucho la logística al cuidar a los niños, cambiarás constantemente los pañales, la ropa y atenderás otras necesidades... Las parejas tienden a ser antisociales cuando llega un bebé, ya que incluso, simplemente salir en una cita puede ser un reto. Bueno, déjame decirte con una clara y rotunda confianza: ¡puedes hacerlo realidad!

Empieza por relajarte. No se entusiasme demasiado y no haga planes para el día lleno de actividades todos los sábados. Comience por actividades que toman un par de horas. Es más realista administrar y hacer tiempo, con lo cual es menos probable que cause una crisis. Los bebés sobre-estimulados se estresan fácilmente.

Intente ganar los desafíos más sencillos, como salir de viaje rápido al supermercado o al mercado de agricultores. Guarde los más grandes para cuando usted y su bebé estén listos; por el momento, evite un día completo en la playa o un día de compras en el centro comercial. Al adentrarse en cada actividad, tendrá la oportunidad de desarrollar un sistema que funcione al tiempo que comprenda el temperamento de su bebé fuera de la casa y en el automóvil.

Cuando sale de compras con su niño pequeño, la velocidad es la clave del éxito. Tenga un plan en mente antes de ir, para que pueda preparar las cosas y salir. Esto podría significar que no podrá darse el lujo de comparar productos o probar artículos. Pero las revisiones ya están disponibles en línea, y puede planificar con anticipación qué verificar para que pueda aprovechar al máximo su tiempo. Puede decidir qué se ve bien y recordar que no todo tiene que ser en un solo viaje. Puede devolver lo que no se ajusta o no funciona, con otra salida.

También ayuda mucho saber qué tiendas tienen la mayoría de los baños, y saber dónde están. Luego, compruebe cuáles tienen tablas cambiables. Los mejores sitios son los que disponen de habitaciones familiares donde tienes más espacio para cuidar, alimentar y cambiar a tu bebé.

Es inevitable que los extraños se sientan obligados a saludar y a tocar a su niño cuando acaba de salir e intenta hacer sus mandados; esta es una de las mayores interferencias cuando saca a su bebé para un viaje a la tienda de comestibles, o cuando ejecuta un recado. Para evitar esto, aquí hay algunos consejos que puede seguir; pueden parecer fuera de lugar o groseros dependiendo de su tipo de personalidad. Pero, atención, nadie dijo que no iba a ser una transición, ¿verdad? Ja, ja.

En primer lugar, evite el contacto visual, incluso con aquellos que obviamente intentan hablar con usted. Puede saber fácilmente a quién ha atrapado su bebé al oírlo. Escuchará comentarios dirigidos a su pequeño, pero simplemente mantenga la cabeza baja o recta, y continúe. De lo contrario, tendrá que lidiar con cada uno de ellos y nunca podrá realizar sus compras. No atraiga la atención injustificada vistiendo a su bebé alentando una exhibición de ternura.

Los proyectos desordenados mantendrán a su pequeño ocupado y entretenido durante horas. Pon esas pequeñas manos en la pintura de los dedos, ¡a tu bebé le encantará!

Buscando apoyo

Tener un buen doctor al cuido de su bebé es algo que es muy importante para cualquier padre. El médico estará allí para su bebé desde el momento del nacimiento y cuando el bebé crezca. Los chequeos regulares con el pediatra comenzarán con frecuencia a edades más tempranas y serán menos frecuentes a medida que su bebé se desarrolle y se convierta en un niño. Dada la importancia del apoyo de un pediatra, ¿cómo elige el más adecuado? Puede solicitar recomendaciones de familiares y amigos que también tengan hijos, o puede contactar a su médico de familia, o inclusive, al obstetra que la atiendió durante el embarazo. ¿Falta de recomendaciones? Si alguna vez descubre que no está recibiendo ninguna recomendación, ya que a veces, hasta a familiares o amigos no le gustan los pediatras a quienes han consultado, también puede buscar recomendaciones en línea. Hay sitios que ofrecen una lista de médicos en su área, como la Academia Estadounidense de Pediatría, o incluso, Yelp. Las preguntas importantes que debe tener en cuenta al elegir un pediatra son:

- Considerando el sexo de su bebé, ¿querrá que lo vea un médico o una doctora?

- ¿Cuál es la reputación de este doctor?

- ¿Su médico se dirige a ustedes como padres o también le habla a su niño pequeño?

- ¿El personal de la clínica es servicial y agradable?

- ¿La ubicación de la clínica es conveniente y accesible para usted?

- ¿Los servicios del médico están cubiertos por un seguro de salud?

La línea de fondo

Tu experiencia personal e impresiones son importantes al elegir un médico, así que no los ignores. También es importante que su personalidad sea compatible con la de su médico para evitar cualquier conflicto. El pediatra que elija compartirá la participación en la vida y el crecimiento de su hijo, por lo que querrá a alguien en quien pueda confiar y a quien respete como padre.

Seguridad para niños pequeños

Probablemente hayas escuchado acerca de la prueba del bebé. Lo mejor es tener pisos alfombrados en toda su casa. Tener una puerta de seguridad para bebés en la parte superior de cualquier escalera es una necesidad para la seguridad. No se sienta demasiado cómodo pensando que su bebé se pegará a los animales de peluche, cajas de juguetes u otras distracciones que tenga en la casa. A su bebé le encantará explorar y salir a lo desconocido. Puede estar seguro de que su pequeño buscará problemas al hacerlo. Elige el lugar correcto en la habitación. Eso significa un espacio alejado de cualquier cosa que puedan tirar o agarrar y que se rompa fácilmente.

Esto incluye, cortinas y cortinas, ventanas, lámparas de escritorio, lámparas de pared o piso, radiadores y enchufes eléctricos.

¿Desea evitar el riesgo de que su bebé quede atrapado entre la cama y la pared? Puedes construir rieles en ambos lados o dejar espacio suficiente a ambos lados de la cama;

asegurándote de que la cabecera quede plana contra la pared.

También debes colocar amortiguación para evitar cualquier caída desde la cama, como una alfombra suave, almohadas o un saco de dormir. Asimismo, es importante que no haya juntas sueltas, tornillos u otras partes del hardware, por lo que debes verificarlo regularmente.

¿Tienes un niño que sube a la cuna? Debes obtener un saco de dormir.

Cuando su bebé comienza a alcanzar los hitos de la movilidad (desde gatear, pararse, para caminar sobre dos pies) temprano, descubrirá que él/ella querrá comenzar a explorar más y tratar de escapar de la cuna. Optar por un saco de dormir, en este caso, podría ser ideal para su niño pequeño. Los sacos de dormir dejan suficiente espacio para que su bebé se mueva cómodamente, mientras que mantienen las piernas y los pies de los bebés cerrados; esto le niega la movilidad para escalar. Restricciones mínimas como ésta, podrían ser suficientes para evitar que su bebé practique cualquier escalada en medio de la noche.

Desarrollo del habla del bebé y retraso

No tengas la tentación de usar "charla de bebé" sin importar cuán lindo pienses que es. Y cuando escuche a su niño pronunciar palabras mal pronunciadas, repítalo con la palabra correcta, mientras enfatiza los sonidos en las palabras. Ahora, no espere que su bebé pueda perfeccionarlo inmediatamente y, en su lugar, elogie a su bebé por intentarlo para no desanimarlo. Su función es enseñar lo que es correcto, por lo que se registra de esa manera. Si todo lo que usa alrededor de su niño es la charla de bebé, eso es todo lo que aprenderá a usar; y puede ser lindo ahora, pero no será cuando tenga 4 años y cada otro niño de su edad hable mejor.

Entonces, ¿cómo puedes alentar el desarrollo del habla de tus bebés para mejorar? Aquí hay algunos aspectos del lenguaje para monitorear:

Entre 12-24 meses

- Usa una combinación de dos palabras simples

- Es capaz de usar un vocabulario de 10 a 20 palabras

- Imita algunos sonidos de animales si le gustan

- Agita sus manos para decir adiós

Notas: Muchos programas de servicios de salud específicos para el habla y el lenguaje también están disponibles de forma gratuita.

• Haga que su pequeño copie sus sonidos y acciones. Puedes ayudar haciéndolo divertido con canciones de acción como "Pat-A-Cake", "Itsy Bitsy Spider" y "Wheels on the Bus", y otros juegos como aplaudir, hacer sonidos de cohetes, soplar besos o "Cucú".

Otras cosas que puede hacer para fomentar el desarrollo del lenguaje, incluyen:

• Durante al menos 30 minutos todos los días, dele a su bebé la oportunidad de escuchar otros ruidos a su alrededor, apagando el televisor y la radio. Puede usar esto para explicar los sonidos que su bebé está escuchando, como el automóvil, o los ladridos de los perros, las aves, o incluso, la lavadora.

- Su bebé experimentará con diferentes sonidos mientras intenta jugar con su boca y sus habilidades vocales para aprender a hablar. Escuche y responda como lo hacen.

- Use el nombre de su niño con el contacto visual, y pase tiempo conversando con cada uno de sus niños individualmente todos los días.

- Aliente a los miembros de la familia, a los hermanos mayores y a los amigos a tener conversaciones personales con su bebé de la misma manera.

Tenga en cuenta que usted es la mejor persona para ayudar a su bebé a desarrollarse. Y ya que tienes a tu pequeño y a ti mismo, ¡tienes un dúo de idiomas establecido y eres el entrenador de habla más adecuado!

Cambio de pañales para su niño pequeño

Asigne y configure su espacio de cambio designado específicamente para los cambios de pañales en la casa. Todo lo que utilizará para cambiar los pañales debe estar al alcance de la mano, incluida la crema para pañal, toallitas y polvos para bebés. Nunca debe haber ninguna razón para dejar a su bebé en una mesa para cambiarse solo o que pueda agarrar algo. ¡Ni siquiera por un segundo! Siempre abroche el cinturón y tenga un buen soporte de su bebé para evitar caídas.

Elegir los pañales adecuados

Definitivamente no hay forma de evitarlo; hasta que su bebé llegue a la etapa de entrenamiento para ir al baño, ¡tendrá que lidiar con pañales y muchos de ellos! Al igual que cualquier otro padre, tendrá que tomar la decisión sobre qué pañal usar, tela, desechable y de qué marca.

Para empezar, no hay una gran diferencia al elegir entre marcas. Y ya sea de tela o desechable, su bebé tendrá erupciones y se sentirá incómodo si le deja usar un pañal sucio por mucho tiempo. A pesar de que los pañales desechables tienen algunos beneficios, como la hidratación y la transpirabilidad, algunos bebés son alérgicos o se irritan fácilmente con los productos químicos que los hacen absorbentes. Algunos bebés parecen preferir la comodidad de los pañales de tela más suaves.

Precios

Por lo general, se encontrará gastando entre $2000 y $3000 dólares Americanos en pañales desechables para un solo bebé. Si opta por pañales de tela y accesorios, el costo sería de alrededor de $800 a $1000, si lava la ropa usted mismo. Si los lava a través de un servicio de lavado de pañales de tela, el costo se acerca a la suma por la compra de pañales desechables, que van desde $2500 a $ 2800. La diferencia sería que los pañales de tela son reutilizables, por lo que pueden ser útiles para otros futuros bebés de la familia.

Conveniencia

En el pasado, con los pañales tenías que seguir complicados pliegues y usar horquillas aterradoras; en la actualidad, los pañales de tela están hechos con botones, cierres rápidos y velcro, por lo que es tan fácil cambiar los pañales de tela sucios de un bebé como los desechables. También han recorrido un largo camino desde las telas blancas usadas en épocas anteriores. Los pañales de tela ahora vienen en diferentes ropas atadas con diseños y colores amigables para bebés, y también incluyen bandas impermeables alrededor de las piernas y la cintura, para evitar fugas. También son capaces de absorber casi tanto como los pañales desechables con sus revestimientos extraíbles. Sin embargo, los pañales de tela requieren ser cambiados con mayor frecuencia, ya que no son tan absorbentes como los desechables; así que tenlo en cuenta.

¿Qué tipo de pañal mejor mantiene a raya a la humedad?

Los pañales de tela tienden a ser más cómodos y transpirables, mientras que también hacen una gran tarea siempre que puedas asegurarte de que los cambies tan rápido como se ensucien. Los desechables permiten que su bebé se mantenga cómodo y seco por períodos más largos, debido a sus cremas absorbentes. Los geles absorbentes contienen una gran cantidad de líquidos y pueden mantenerlos alejados de la piel de su bebé. Esto significa que la piel de su pequeño se mantiene seca por más tiempo, y también se minimiza el contacto de la piel con la orina; e incluso, con algunas partes de las heces. También hay pañales desechables transpirables con material que soporta el flujo de aire a la piel de su niño. Además, varias marcas de pañales desechables ahora contienen sustancias de revestimiento protectoras que mantienen la piel protegida, como las cremas de barrera de la talla de Balmex. Sin embargo, algunos bebés desarrollan calor o erupciones en la piel mientras usan pañales desechables, podría ser un desencadenante alérgico o el pañal demasiado apretado. Si este es el caso, experimente con un tamaño o marca distintiva, o puede cambiar a pañales de tela tradicionales.

Tomando la decisión

La elección correcta depende de lo que se adapte a las necesidades y el estilo de vida de su familia. El desarrollo en tecnología de producción ha mejorado las opciones disponibles para pañales de tela y desechables. Nada le impide usar una combinación de ambos, otros padres han hecho lo mismo. Por ejemplo, algunos usan pañales de tela para bebés recién nacidos y bebés más pequeños, mientras usan productos desechables para niños pequeños que son más activos; o algunos usan productos desechables durante la noche, para no interrumpir el sueño en pañales mojados y pañales de tela durante el día; o también puede decidir usar pañales de tela en casa, y desechables cuando esté afuera o viajando.

Reducir los costos

Como el costo de los pañales puede ser elevado, estos son algunos consejos para ayudarlo a obtener algunos ahorros:

Sepa cuánto costaron sus pañales

El primer paso para ahorrar es comprender cuánto cuesta el pañal. Esto le permite calcular y decidir si una venta es excelente o no, o si puede combinarla con cupones u otros descuentos por un buen precio. De esta forma, independientemente de las marcas que elija (considerando que los puntos de precio o los descuentos tienden a ser más altos para las marcas Pampers en comparación con Luvs), usted sabrá qué es un buen negocio para cada marca y tamaño.

¡Comprar en grandes cantidades!

Tenga cuidado con las promociones con descuento para comprar paquetes más grandes de pañales. Es posible que no vengan con demasiada frecuencia, pero verá que el costo por pañal tiende a ser más bajo (a menudo también vienen con un par de piezas de pañales gratis con paquetes más grandes). Entonces, cuanto más grande sea el paquete o la caja de pañales que compre, mejor.

Tienda de pañales y toallitas de marca son tan buenos como marcas caras

Las marcas caras son conocidas por su calidad, pero descubrirá que las marcas de la tienda funcionan igual de bien, o incluso, mejor. Los padres inteligentes también ahorran al mezclarlos con pañales desechables de marca. Usan el más barato durante el día en casa, y luego, usan los más caros durante el viaje o en la noche para dormir.

Siempre revise la calidad, a pesar del costo. Algunos pañales pueden ser más baratos, pero solo pueden contener la mitad de los líquidos, por lo que terminará usando más pañales en un paquete. A la larga, terminas gastando más de lo que pensabas que ahorraste. Para las toallitas húmedas, las marcas genéricas no son muy diferentes de las de marca; también vienen en diversos tipos, sin fragancia e hipoalergénicas.

Prevenir las compras derrochadoras

Las toallitas tienden a secarse cuando no se usan, lo que también significa que no se pueden comprar a granel, a diferencia de los pañales. Las toallitas empacadas suaves son particularmente las que se secan más fácilmente, incluso, cuando están selladas.

Para evitar desperdiciar su presupuesto, compre toallitas húmedas en envases de plástico, si planea comprar en grandes cantidades. También puede guardar los contenedores de plástico y rellenarlos con toallitas suaves. Además, asegúrese de guardar los blancos sin envasar y sin abrir en un espacio cerrado mientras no los esté usando.

Si sus toallitas almacenadas parecen un poco secas, puede volver a humedecerlas fácilmente con un poco de agua tibia. Suena simple y lógico, pero te sorprenderá saber cuántos padres tiran sus cajas de toallitas simplemente porque parecían un poco secas.

Alimentos para cada etapa

Este capítulo incluirá una amplia selección de recetas veganas saludables para su régimen de alimentación introductorio. Puede ser muy creativo con la forma en que aborda este proceso. Sin embargo, estas son mis opciones de alimentación recomendadas para alimentar a los niños pequeños a través de las etapas específicas y cómo prepararlos.

Nota: Almacenar alimentos para después

Una vez que haya completado cualquiera de las siguientes recetas, puede guardarlas en un refrigerador por hasta dos días. Si hay demasiada comida y su bebé no la terminará en uno o dos días, puede congelar la comida en pedazos separados. Coloque la comida en una bandeja de cubitos de hielo y congélela, luego retire los cubos y guárdelos en un recipiente o bolsa de un galón. Etiquete la bolsa/contenedor de acuerdo con la fecha y el uso en cualquier momento dentro de los tres meses.

4-6 meses

Los alimentos de introducción que se le dan a un bebé, se conocen como alimentos para bebés en la etapa 1. En su mayoría son purés, para que su niño pueda engullirlos sin esfuerzo. Sin embargo, no hay garantía de que su bebé reaccione bien a cualquiera de los alimentos que siguen estas pautas, así que asegúrese de consultar la opinión de un pediatra antes de darle cualquier comida nueva a su niño.

Durazno, pera y puré de manzana

Ingredientes

1/3 taza de melocotones, pelados, sin corazón y picados

1 taza de manzanas, peladas, sin semillas y picadas

1 taza de peras, peladas, sin corazón y picadas

2 cucharadas de agua

Instrucciones

Ponga melocotones, peras y manzanas picadas en una sartén y agregue el agua. Cocine a ebullición, baje el fuego hasta que la fruta se ablande, alrededor de 10 minutos. Para una consistencia más cremosa, haga el puré con un triturador de papa.

Puré de manzana, arándano y plátano

Ingredientes

1 manzana, desollada y en cubitos

50 gramos de arándanos

1 cucharada de jugo de manzana

1 plátano maduro y manchado

Instrucciones

Coloque las piezas de manzana en una cacerola y agregue el jugo de manzana. Cubra por 2 minutos mientras hierve a fuego lento. A continuación, agregue los arándanos durante otros 2 minutos. Agregue los pedazos de plátano y cocínelos por un minuto más. Retire la mezcla y prepare el puré en una licuadora. Sirva.

Puré de patata y calabacín

Ingredientes

2 tazas de calabacín, despellejado y picado

2 copas de caldo de verduras

2 tazas de papas, sin piel y en cubitos

1 cucharada de aceite de oliva

1 cucharadita de sal

Instrucciones

En una olla, ponga agua a altura y cocine las papas hasta que estén suaves. En una sartén, sofría el calabacín picado en aceite de oliva y agregue la sal. Cubra y deje reposar a fuego medio hasta que esté completamente tierno. Retire las papas y el calabacín y páselos en un mezclador, así como el caldo de verduras. Sirva de inmediato.

Puré de pera asado

Ingredientes

3 peras regulares

1 cucharadita de canela

1 cucharadita de vainilla

Instrucciones

Precaliente el horno a 400 °F. Corte las peras en mitades y haga un hoyo en el centro. Coloque las peras de abajo hacia arriba en una bandeja para hornear antiadherente. Transfiera al horno y ase durante 20 minutos. Saque para enfriar y para retirar la piel; luego, agregue todos los ingredientes en una licuadora y mezcle hasta lograr una consistencia suave. ¡Sirva inmediatamente!

Puré de manzana

Ingredientes

1 manzana

Agua

Instrucciones

Comience por lavar y pelar la manzana y cortarla en pequeños trozos. Transfiera los trozos de manzana a una olla a presión. Agregue aproximadamente 2-3 tazas de agua. Cocine las manzanas por 2 silbatos. Coloque la olla bajo el chorro de agua para que se enfríe.

Después de que los trozos de manzana estén bien cocidos, colóquelos en una licuadora y mezcle hasta obtener un puré, agregando agua para diluir la consistencia.

Puré de coliflor y brócoli

Ingredientes

1 cabeza de coliflor

Instrucciones

Precaliente el vaporizador, mientras tanto, enjuague el coliflor y el brócoli y extiéndalos como florecillas.

Cocine al vapor por alrededor de 10 o 15 minutos, hasta que esté completamente tierno.

Haga puré de brócoli y coliflor por separado, agregando agua caliente para lograr una textura suave. Sirva como guste.

Puré de raíz de ciruela y batido

Ingredientes

2 ciruelas rojas, cortadas por la mitad y sin corazón

2 remolachas, despellejadas y cortadas en pequeños cubos

Instrucciones

Mueva las ciruelas y la remolacha en una cacerola y rellene con agua.

Deje que hierva a fuego alto; luego, baje el fuego, cubra y cocine a fuego lento hasta que la remolacha esté tierna, de 10 a 15 minutos.

Coloque las ciruelas y la remolacha en una batidora y mezcle hasta que quede suave.

Brócoli, tahini y puré de pera

Ingredientes

2 peras

1 cabeza de brócoli

3 cucharadas de tahini

Agua

Instrucciones

Precaliente la olla a vapor. Enjuague el brócoli y extiéndalo en florecillas, transfiéralo al vapor.

Pele y corte las peras en trozos pequeños. Agregue al vaporizador por alrededor de 10-15 minutos hasta que la comida esté tierna.

Después de que esto ocurra, transfiérala del fuego y vierta el tahini; haga un puré hasta obtener la consistencia deseada.

Deja enfriar y sirva.

Puré de Zuccini, guisantes y menta

Ingredientes

2 zuccini

Un puñado de guisantes

1 cucharada de hojas de menta finamente picadas

Agua

Instrucciones

Llene una olla con agua y cocine a fuego medio, ponga el vaporizador encima y cocine hasta que hierva.

Corte los zuccini en trozos y pase al vapor con los guisantes.

Salpique con menta y cocine hasta que el zuccini esté tierno, por alrededor de 10-15 minutos.

Haga puré y agregue agua hervida para lograr una consistencia suave.

Manzana y calabaza

Ingredientes

2 manzanas rojas

1 calabaza

Dash de canela

Instrucciones

Precalentar el horno a 170 grados.

Corte la calabaza por la mitad y quite las semillas.

Coloque los trozos de calabaza boca arriba en una bandeja para cocinar.

Pele y corte las manzanas y póngalas dentro de la calabaza en una bandeja con canela.

Hornee hasta que la carne esté suave y tierna, alrededor de 40 minutos.

Saque las manzanas, la calabaza y el puré, diluyéndolos en agua. Sirva.

Crockpot Puré de manzana

Ingredientes

2 libras de calabaza, piel, corazón y en cubitos

3 libras de manzanas peladas, sin corazón y en rodajas

1 taza de canela granulada (opcional)

1 taza de agua

Instrucciones

Nota: No todos los bebés toleran las especias antes de los 12 meses, así que tenga cuidado si le da especias a su bebé por primera vez.

Comience colocando la calabaza y las manzanas en el interior de la olla de cocción junto con la nuez moscada y la canela. Mezcle para cubrir y llene con una taza de agua. Cubra para cocinar durante alrededor de 5 horas a fuego medio; una vez que termine de cocinar, puede drenar el exceso de líquido. Finalmente, haga puré para que la salsa de manzana sea lo suficientemente suave para su niño pequeño.

Batido de remolacha, arándano y batidos

Ingredientes

2 remolachas medianas regulares, limpiadas bien con agua, piel y dados en trozos

1 taza de arándanos congelados

Instrucciones

Coloque los beats picados/pelados en una olla con los arándanos. Llene con una cantidad suficiente de agua hasta cubrir la parte superior de los arándanos y las remolachas y cocine durante 10-15 minutos a fuego medio, hasta que los batidos se ablanden. Transfiera a una licuadora y mezcle hasta que quede suave. Sirva inmediatamente.

Puré crudo de arándano, aguacate y mango

Ingredientes

1 taza de bayas azules

1 rodaja gruesa de mango, desollado y picado

1 aguacate

Instrucciones

Puede optar por hacer puré con un tenedor hasta que se haya triturado toda la fruta, para que tenga una consistencia grumosa, o puede echar la mezcla en una licuadora por 20 segundos para obtener una consistencia suave.

Como con la mayoría de los purés de aguacate, esta receta es ideal si se consume un poco después de hacerla.

Puré de melocotón y mango

Ingredientes

1 mango, sin corazón, desollado y cortado en trozos

1 melocotón, sin hueso y picado

1 ó 2 cucharadas de leche materna, o agua sin azúcar

1 ó 2 cucharadas de cereal para bebés

Instrucciones

Mezcle el durazno, el mango y el líquido en una licuadora hasta que la consistencia sea suave. Agregue el cereal, o si su bebé no puede tolerar alimentos más gruesos, puede optar por no agregar cereal en absoluto. Sirva como está, o refrigere si se prefiere.

Puré de calabaza y tomillo

Ingredientes

1 calabaza pequeña

1-2 vasos de leche materna o agua

1 cucharadita de tomillo fresco

Instrucciones

Precaliente el horno a 350 °F. Coloque papel pergamino sobre una bandeja para hornear. Corte la parte superior de la calabaza, luego, córtela por la mitad desde la parte superior hasta la inferior, escúrralo por la mitad hasta que esté limpio; pero no se preocupe por quitar las cuerdas, ya que harán puré junto con la calabaza.

Ponga la calabaza en cubos y colóquela en la bandeja para hornear; asegúrese de que las pieles estén completamente extraídas. Hornee durante 50 minutos o hasta que estén tiernos. Retire del horno y deje enfriar, hasta que esté lo suficientemente frío como para manipularlo. Ponga todos los ingredientes en una licuadora y mezcle. Si la consistencia no es lo suficientemente suave, simplemente agregue más agua.

Sirva como está o agregue avena, panqueques o cualquiera de los purés que le parezcan más adecuados.

Pasta con verduras y salsa de queso

Ingredientes

1 tazas de queso rallado vegano Daiya

1 taza de mantequilla balanceada de tierra vegana

1 cucharada de leche de soya o almendra

1 cucharada de florecitas de brócoli picado

1 taza de harina integral

4 tazas de pasta

Instrucciones

Cocine la pasta como lo recomienda el paquete. Corte los brotes de brócoli en trozos pequeños y ponga a vapor en una olla hasta que estén tiernos, alrededor de 10 minutos. Mientras tanto, en una sartén, derrita la mantequilla vegana. Eche la harina y revuelva bien, añadiendo gradualmente la leche vegana; remueva ocasionalmente hasta que la salsa esté cremosa. Agregue el queso Daiya y mezcle. Agregue las verduras y la pasta cocida. Revuelva hasta unir y sirva caliente o tibia.

Avena de pera y canela

Ingredientes

1 taza de avena

1 taza de leche de soja

1 taza de agua

1 cáscara de canela pelada, sin piel, rallada

Instrucciones

Coloque los patitos, la leche y el agua en una sartén; cocine a fuego lento durante unos 5 minutos, mientras revuelve constantemente. Coloque la mezcla en un recipiente y agregue el resto de los ingredientes. Reserve para enfriar y sirva.

Puré de patata, brócoli y guisantes

Ingredientes

Pimienta negra

50 g de guisantes congelados

100g de Brócoli

Leche de soja

Earth balance mantequilla vegana

350 g de patatas

Instrucciones

Pelar y cortar las papas, ponga el brócoli y las papas en una canasta humeante durante unos 10 minutos.

Agregue los guisantes en los últimos 3-4 minutos.

Después de que todas las verduras se hayan ablandado, transfiérelas a un tazón y haga un puré, agregue aderezo y mantequilla vegana. Sirva como está o con leche materna añadida, si prefiere diluirlo para su bebé.

9-12 meses

Puré de quinoa de plátano

Ingredientes

1 Plátano maduro

Espolvoreado de canela

3 cucharadas de quinoa

1 cucharada de yogur vegano Daiya

Instrucciones

Ponga el plátano en un tazón y triture para hacer puré. Eche el resto de la mezcla y remueva. Sirva como está o refrigere para enfriar.

Crumble de manzana y albaricoque

Ingredientes

1-3 manzanas de gran tamaño

4-6 albaricoques, o albaricoques enlatados

1 cucharada de canela

3 cucharadas de almendra molida

30 gramos de azúcar orgánica

50 gramos de mantequilla vegana de Naturalezas

150 gramos de harina blanca

Instrucciones

Precalienta el horno a 220 °F. Corta las manzanas en trozos pequeños, luego ponlas en una sartén o una cacerola, cubre las manzanas con agua y deja que hiervan. Reduzca a fuego lento y agregue la canela, revuelva a menudo durante 6 minutos o hasta que las manzanas estén tiernas. Mientras tanto, ponga la harina y la mantequilla vegana en un tazón limpio y tóquelas hasta que sienta que tengan una consistencia blanda; luego, agregue el azúcar y revuelva.

Corta los albaricoques y saca las semillas. Apague el fuego y agregue los trozos de albaricoque; luego, transfiera la mezcla a un recipiente para hornear. Cubra con la mezcla de crumble y complete con almendras trituradas. Póngalo en el horno y cocine durante 30 minutos o hasta que la cubierta esté dorada. Deje de lado para enfriar antes de servir.

Tomate, zanahoria y coliflor con albahaca

Ingredientes

2 zanahorias medianas, desolladas y picadas

2 tomates regulares, desollados, sin corazón y finamente cortados en cubitos

1 taza de florecillas de coliflor cortadas

2 cucharadas de mantequilla vegana sin sal (cualquier marca, vegana)

2-3 hojas de albahaca

1 taza de queso vegano Daiya rallado

Instrucciones

Pon las zanahorias en una sartén o una cacerola. Cubra y agregue agua y lleve a ebullición. Baje el fuego a fuego lento y cocine durante 10 minutos, eche las florecillas de coliflor y cubra, cocine por otros 8 minutos. Mientras tanto, derrita la mantequilla vegana en una sartén por separado, luego, vierta los tomates y cocine a fuego medio hasta que estén blandos.

Retire la mezcla y agregue el queso vegano y la albahaca. Mezcle la coliflor y las zanahorias con la salsa de tomate y con aproximadamente una de taza del líquido sobrante.

Puré de albaricoque seco

Ingredientes

2 tazas de cualquier marca de albaricoques

4 tazas de jugo de manzana natural

Instrucciones

Corte finamente la fruta y mezcle con el jugo en una sartén o sartén. Cocine a fuego lento. Saque la mezcla de la sartén y deje enfriar antes de hacer puré. Use agua para hacer puré con la consistencia deseada.

Espinaca dulce

Ingredientes

1 plátano maduro

2-3 tazas de espinacas

Instrucciones

Llene la olla con alrededor de 1 pulgada de profundidad y hierva a fuego medio.

Transfiera la espinaca a una canasta de vapor flotante y hiérvala en una olla, sin dejar que el agua entre en contacto con la espinaca.

Cubra la olla y deje hervir a fuego lento durante unos 6 minutos, mezcle hasta que la consistencia sea cremosa y sirva inmediatamente.

Puré de yogurt y remolacha

Ingredientes

1 remolacha

2 tazas de leche de variedad vegana y yogur Daiya simple.

Instrucciones

Corta los tallos de los remolachas, enjuaga los golpes usando agua fría del grifo, la piel y pica.

Muesli de desayuno

Ingredientes

15g de avena

3/4 taza de leche de soja

5 albaricoques secos, suavizados en agua tibia

1 pera, pelada y picada

Instrucciones

Ponga la avena y la leche de soya en una cacerola, cocine a fuego lento durante unos 3 minutos hasta que el puré esté espeso. Dejar enfriar y poner en un mezclador con los albaricoques hervidos y las peras picadas. Mezcle bien hasta que la consistencia sea cremosa y suave.

Mezcla de frutas muesli

Ingredientes

1 cucharada de pasas

1 pera

1 mano de pasas picadas completas

Instrucciones

Ponga la avena y la leche en un recipiente y remoje durante la noche, pele la pera y ralle en el resto de la mezcla. Agregue las frambuesas y las pasas, sirva.

Arroz con leche

Ingredientes

1 taza de leche de soja o leche materna

3 cucharadas de arroz

2 gotas de esencia de vainilla

Instrucciones

Ponga la leche en una sartén y caliente hasta que esté tibia. Agregue el arroz y mezcle hasta que la consistencia sea cremosa y sin grumos. Apague el fuego y agregue la vainilla y mezcle. Sirva como está.

Mini panqueques con yogur de bayas

Ingredientes

1 taza de harina blanca

1 sustituto de huevo vegano entero (cualquier marca)

2/3 tazas de leche de soja

1 cucharada de aceite de oliva

1/4 taza de yogur Daiya

1 fresa fresca

2 arándanos frescos

2 frambuesas frescas

Instrucciones

Vierta la harina en un tazón. Agregue la leche y el huevo, mezcle hasta que la consistencia sea suave. Luego, cocine el aceite a fuego medio, revolviendo ocasionalmente para que la mantequilla no se pegue. Agregue una cucharada de dos de la mezcla por alrededor de 1 minuto, voltee hacia el otro lado y cocine durante media hora. Finalmente, mezcle bien la fruta con el yogur.

Banana Dosa

Ingredientes

1/2 taza de puré de plátano

1/2 taza de pasta de dosa

1 o 2 cucharaditas de azúcar

Earth balance vegan butter

1 cucharadita de jarabe de fecha

Preparación

Acondicione las cucharas y cuencos para su niño pequeño, introduciéndolas en un compartimento con agua caliente durante 5 minutos y manténgalos allí hasta su uso.

Instrucciones

Triture los plátanos con un tenedor o su mano. Mezcle la dosa con los plátanos hasta que la textura esté suave. Dejar de lado.

Calentar una sartén y agregar una pequeña porción de la mezcla de dosa y plátano e igualarla para hacer una mini dosa, agregar una pizca de mantequilla o aceite. Cocine por un lado hasta que se dore, alrededor de 5 minutos. Deje cocinar por otro minuto y quite el fuego. Haga lo mismo para el resto de la mezcla.

Puré de manzana, chirivía y zanahoria

Ingredientes

4 zanahorias

4 pastinacas

4 manzanas

Dash de canela

1 cucharada de aceite de oliva

Instrucciones

Pele y pique las zanahorias, manzanas y chirivías; colóquelos en una ensaladera con una pizca de canela y aceite de oliva. Mezcle bien.

Transfiera la mezcla del recipiente a una bandeja para hornear con un poco de aceite y cocine a 400 grados por alrededor de 25 minutos hasta que los alimentos estén tiernos al tacto de la horquilla. Una vez hecho el horneado, déjelo enfriar y machaque según sea necesario.

Ensalada de lentejas, manzana y batata

Ingredientes

3 camotes de tamaño mediano

1 manzana de tamaño regular

2 tazas de cucharada de aceite de oliva

1 cucharadita de canela

Instrucciones

Pele las batatas y corte en cubos pequeños, retire el núcleo de la piel y corte la manzana en trozos pequeños. Agregue las lentejas y 2 tazas de caldo o agua a ebullición en una olla. Baje el fuego, una vez que las lentejas comiencen a hervir. Continúe cocinando las lentejas a fuego lento durante aproximadamente 25 minutos hasta que se hayan ablandado.

Agregue 1 taza de agua a una olla de cocina separada, así como en una canasta de vapor.

Agregue los trocitos de manzana en cubos y batatas dulces a la canasta humeante y cocine a fuego lento durante unos 20 minutos, hasta que las batatas se ablanden.

Después de que las batatas y las lentejas estén cocidas, dirígete a un fregadero y drena el exceso de jugo de las cacerolas Caliente.

Después de que los alimentos se hayan calentado, mezcle los alimentos en una ensaladera con 2 cucharadas de aceite de oliva. Agregue un poco de especias y revuelva bien.

Camote amelocotonado

Ingredientes

1 camote, despellejado y picado

2 papas frescas, sin corazón y picadas

Pizca de canela jengibre

Agua

Instrucciones

Fusiona los duraznos y batatas en una bandeja para cocinar con suficiente agua para cubrir la comida. Adorne con una pizca de canela y revuelva. Cubra el plato con papel de aluminio. Cocine por alrededor de 20 minutos hasta que las batatas y los duraznos estén tiernos.

Después de cocido completamente, guarde el agua sobrante y mueva los melocotones y las batatas a un recipiente para que se enfríen. Haga puré a sus bebés según las preferencias deseadas y sirva.

Últimas palabras

Criar a un bebé vegano es muy gratificante, aunque requiere eficiencia y dedicación. Si eres un padre primerizo también puede ser demasiado abrumador porque no hay mucho tiempo para aprender de los errores del pasado cuando crías a un bebé. Realmente espero que la información en este libro te haya ayudado a superar muchos de estos obstáculos.

¡Gracias por leerme! Si disfrutaste mi libro, por favor recomiéndaselo a cualquiera. Estaría muy agradecido si puedes dejar una breve reseña en Amazon. Tus comentarios son realmente importantes y aprovecharé la oportunidad para conocer cómo puedo mejorar aún más.

¡Gracias de nuevo por tu apoyo!